Wiederbelebt

T0074101

Günter Valda

Wiederbelebt

Rufen – Drücken – Schocken

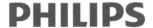 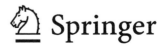

Günter Valda
Kirchschlag in der Buckligen Welt,
Österreich

Philips Austria GmbH.

ISBN 978-3-662-64696-0   ISBN 978-3-662-64697-7   (eBook)
https://doi.org/10.1007/978-3-662-64697-7

Die Deutsche Nationalbibliothek verzeichnet diese Publikation in der Deutschen Nationalbiblio-
grafie; detaillierte bibliografische Daten sind im Internet über http://dnb.d-nb.de abrufbar.

Springer ist ein Imprint der eingetragenen Gesellschaft Springer-Verlag GmbH, DE und ist ein Teil
von Springer Nature.
Die Anschrift der Gesellschaft ist: Heidelberger Platz 3, 14197 Berlin, Germany

Wiederbelebt
Vorwort

Der plötzliche Herzstillstand kann jeden Menschen, unabhängig von Geschlecht oder Alter, jederzeit und ohne Vorwarnung treffen. Im Falle dieser lebensbedrohlichen Situation ist die Zeit der entscheidende Faktor.

Rasches Handeln und Erste Hilfe- auch von nicht-medizinischem Personal (Laien)- kann Leben retten.

Automatisierte externe Defibrillatoren (AED) können auch von Laien verwendet werden. Diese AEDs lösen bei Bedarf einen gezielten elektrischen Schock aus und ermöglichen so die Wiederherstellung des natürlichen Herzrhythmus der betroffenen Person.

Man findet diese mobilen Geräte im öffentlichen Raum und in öffentlichen Gebäuden wie Flug- und Bahnhöfen, Einkaufszentren, Schulen und Universitäten, in Unternehmen und Betrieben, sowie auf Sportanlagen.

Mehr als 1,3 Millionen Philips HeartStart AEDs sind bereits weltweit im Einsatz. Philips engagiert sich zudem für umfassende Schulungslösungen für medizinisches Personal, aber auch für Interessierte aus der Bevölkerung.

Denn unser Ziel ist es durch unsere Produkte und Lösungen, aber auch durch die steigende Aufmerksamkeit, Schulungen und Information, das Interesse an diesem wichtigen Thema zu wecken und schlussendlich dadurch Leben zu retten. Helfen Sie mit. Vielen DANK!

Mag. Michaela Latzelsberger
Geschäftsführerin Philips Austria GmbH

Ein plötzlicher Herzstillstand kann ganz unterschiedliche Ursachen haben. In der Akutsituation kann der Laie zumeist nicht unterscheiden ob es sich hierbei um eine „reversible" oder „irreversible" Ursache handelt. Bei Ersterem kann der betroffene Mensch durch Wiederbelebungsmaßnahmen gerettet werden und im Idealfall wieder ein Leben, ohne nachteilige Konsequenzen aus diesem Ereignis, führen.

Eines ist jedoch sicher: Ein erfreulicher Ausgang eines so dramatischen medizinischen Notfalls wie einen Herz-Kreislaufstillstand setzt ein sofortiges und entschlossenes Handeln von Hilfspersonen voraus. Entscheidend ist hierbei das sofortige Alarmieren des professionellen Rettungsdienstes, der Beginn von Thoraxkompressionen („Herzdruckmassage") und das Anwenden eines automatisierten externen Defibrillators, sofern dieser verfügbar ist.

Die vorliegende Fotoreportage von Günter Valda zeigt Menschen und ihre Geschichten in eindrucksvoller Weise, welche solch einen dramatischen medizinischen Notfall erlebt und überlebt haben. Ich danke ihm von ganzen Herzen, diese realen Geschichten so greifbar dargestellt zu haben und hoffe, dass Sie Ansporn und Motivation für alle Leserinnen und Leser sind im Bedarfsfall ohne zu Zögern zu helfen und so Menschenleben zu retten!

Prof. Dr. Klaus Markstaller
Leiter der Universitätsklinik für Anästhesie,
Allgemeine Intensivmedizin und Schmerztherapie
der Medizinischen Universität Wien/AKH der Stadt Wien

Inhaltsverzeichnis

Wiederbelebt
1. Porträts

G. Valda, *Wiederbelebt*, https://doi.org/10.1007/978-3-662-64697-7_1

Petra Bauer

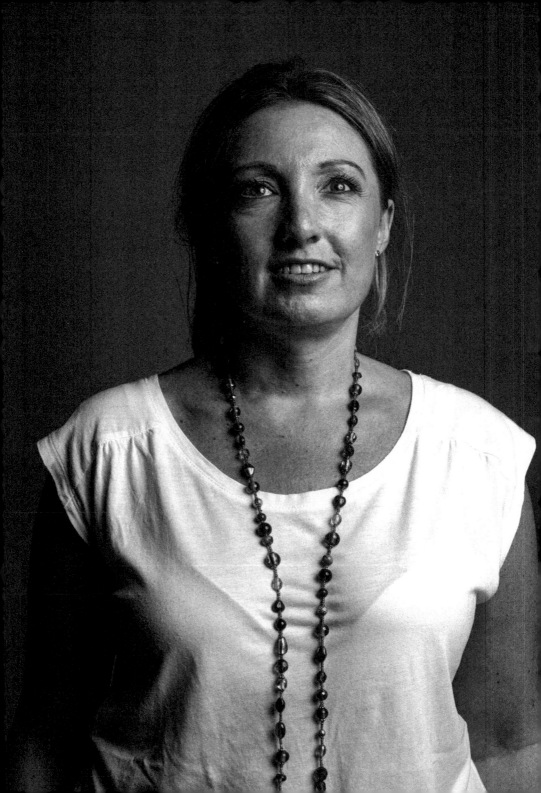

wiederbelebt An einem Sonntag wachte ich in der Früh mit Übelkeit auf und legte mich ins Wohnzimmer auf die Couch. Meine damals 7-jährige Tochter brachte mir ein Glas Wasser und Kreislauftropfen, doch die Übelkeit wurde stärker. Also bat ich sie, meine Eltern und den Notarzt zu alarmieren. Langsam verspürte ich dann auch ein Brennen im Brustbereich und ein Ziehen im linken Arm. Es wurde immer schlimmer. Meine Tochter rief immer wieder „Mama, Mama" – doch ihre Stimme klang immer weiter entfernt – bis ich sie gar nicht mehr hörte. Dies war für mich der schlimmste Augenblick, da ich ihre Angst spürte und nichts machen konnte. Mein Herz stand plötzlich still.

Kurz darauf – das weiß ich jetzt allerdings nur mehr aus Erzählungen – kamen der Notarzt und gleichzeitig meine Eltern. Neunmal musste ich defibrilliert werden, bevor mein Herz wieder zu schlagen begann. Mit einem Hubschrauber wurde ich ins AKH geflogen, wo ich nochmals einen Herzstillstand hatte, und wieder reanimiert wurde. Die nächsten vier Tage lag ich in künstlichem Tiefschlaf. Auch wenn ich geschlafen habe, ich kann mich doch an Wörter und Sätze meiner Lieben erinnern – auch an Musik, die mir mein Neffe vorspielte. Als ich aufwachte, wusste ich überhaupt nicht, wo ich war oder was passiert war. Für mich war das alles unwirklich: Nicht möglich, dass mir so etwas passiert war. Unglaublich, dass es möglich ist, einen Herzstillstand zu überleben. Es hat alles toll funktioniert. Wäre aber ein Faktor in der Kette ausgefallen, würde ich heute nicht mehr leben.

Ich bin allen unglaublich dankbar – angefangen von meiner kleinen süßen Tochter, meinen Eltern, meiner Schwester, dem Notarztteam bis hin zu den Ärzten, Krankenschwestern und Mitarbeitern im AKH. Ein Nahtoterlebnis hatte ich nicht. Ich wusste, dass mein Leben noch nicht zu Ende war. Zu viele Aufgaben warten noch auf mich – das Wichtigste ist dabei meine Tochter, die ich noch aufwach-

sen sehen möchte. Außerdem möchte ich so vielen
Menschen wie möglich weitergeben, dass Leben und
Gesundheit nicht selbstverständlich sind ...

Margit Bosina-Steiner

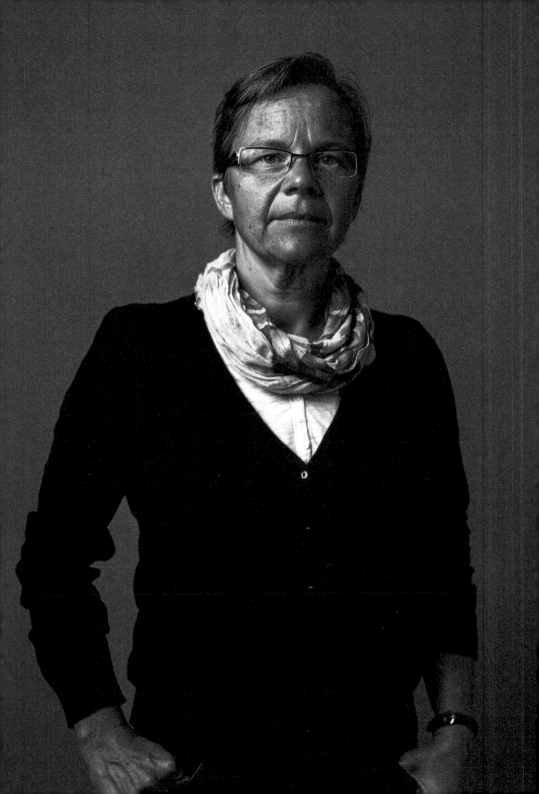

wiederbelebt   Es war an einem Oktobertag zu Mittag. Ich machte eine Mittagspause, lag im Schlafzimmer am Bett und entspannte. Unsere zwei jüngeren Kinder spielten nebenan im Kinderzimmer, der Ältere war im Wohnzimmer, mein Mann Helmut im Badezimmer. Plötzlich wurde mir so eigenartig schlecht. Eine Leere im Kopf und im ganzen Brustkorb erfasste mich, als würde ich gleich bewusstlos werden. Ich wollte nicht mehr liegen, weil mich große Angst überkam. Deshalb setzt ich mich am Bettrand auf und rief wirklich verzweifelt: „Helmut, mir ist so komisch, mir ist so schlecht ...“

Ab dann weiß ich gar nichts mehr. Helmut erzählte mir später: „Du hast mir die Hand entgegengestreckt, im Gesicht Todesangst. Dann bist du zusammengesackt. Ich habe dich auf den Boden gelegt, das Telefon geholt, beim Nachbarn angeläutet – er war nicht zuhause – und 144 gewählt und mit der Reanimation begonnen. Als der Notarzt kam, konnte er nach dem dritten Mal Schocken und der Gabe von Medikamenten wieder einen stabilen Herzrhythmus herstellen.“

Als ich auf der Intensivstation aufwachte, konnte ich zuerst nur verschwommen sehen. Mit den Augen suchte ich meine Umgebung ab und sah dann meinen Mann. Ich konnte aber nicht reden. Deshalb versuchte ich, ganz vorsichtig einen Finger meiner rechten Hand zu bewegen – testen, ob das noch funktioniert. Dann die anderen Finger, ganz langsam auf und ab. Ich hatte Angst – bis mein Mann die Bewegung entdeckte, unsere Finger sich berührten und er mich streichelte ...

Nicola Corazza

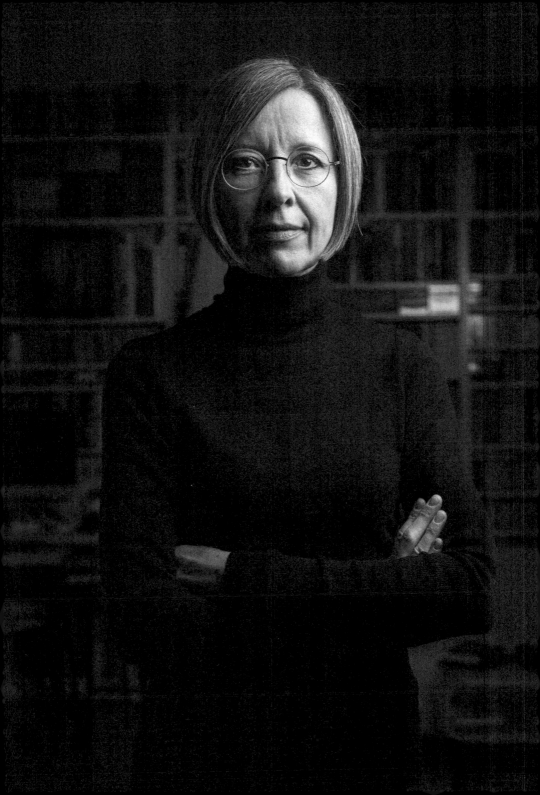

wiederbelebt   In dem Moment hatte ich die Gewissheit, jetzt zu sterben. Ein Tunnel tat sich auf, am Ende ein Licht. Es war, als würde ich schwerelos durch diesen Tunnel fliegen. Aber ich kam dem Licht nur ganz langsam, wie in Zeitlupe, näher. Das war das Nahtod-Erlebnis, das ich hatte. Ich habe es heute noch vor Augen, als wäre es erst vor Kurzem gewesen. Dabei ist es Jahrzehnte her.

Ich war damals 21 und hatte einen Lungeninfarkt, während eines Spitalsaufenthaltes, im Krankenzimmer, am Abend, beim Zähneputzen. Zum Glück ein Mehrbett-Zimmer und das Waschbecken war im Zimmer. Ich habe den Lungeninfarkt vor den Augen der anderen Patientinnen erlitten, die Hilfe holten. Der Krankenpfleger und die Krankenpflegerin, die Nachtdienst hatten, haben mich am Fußboden des Krankenzimmers zu reanimieren begonnen.

Das erzählten mir später die anderen Patientinnen, als sie mich in dem Überwachungszimmer des Krankenhauses besuchten, in dem ich dann noch 24 Tage lag.

In diesem Raum bin ich nach der Reanimation wieder zu Bewusstsein gekommen. Viele Menschen in Krankenhaus-Kleidung um mich, Hektik, laute Stimmen, grelles Licht, Geräte. Ein Schlauch wurde mir gerade aus dem Hals gezogen. Auch dieser Moment des Aufwachens hat sich in mein Gedächtnis eingeschrieben. Die Situation habe ich klar vor Augen, auch Details wie die Haarfarbe anwesender Personen. Dass ich nur knapp überlebt hatte, realisierte ich erst später, nachdem mich das Tunnel-Erlebnis in den Monaten danach beschäftigt hat und ich über Nahtod-Erlebnisse zu lesen begann.

Ich sehe es rational: ich habe Sterben erlebt, die biologischen Hirnprozesse, die während des Sterbevorganges ablaufen. Die Tunnel-Erfahrung, die sie mitunter auslösen, kann man sich wie einen Traum vorstellen. Der große Unterschied: Träume sind flüchtig. Das Nahtod-Erlebnis bleibt eingebrannt, im Bewusstsein verankert wie   12

nur wenige markante Lebensereignisse, die bildhaft
in Erinnerung bleiben, jederzeit abrufbar.

Der Tod ist mir durch dieses Ereignis gegenwärtig geblieben. Nicht als Schreckgespenst, sondern als Teil des Lebens. Diese Art zu sterben fürchte ich nicht, weil ich weiß, dass sie nicht weh tut. Der Schock lässt keine Schmerzen spüren. An mein Erschrecken, weil mein Herz plötzlich so heftig pochte, erinnere ich mich, den Beginn des zu Boden Fallens, das im Bewusstsein übergeht ins Hineinfallen in den Tunnel in der inneren Erlebniswelt.

Ob ich dadurch ein anderer Mensch geworden bin weiß ich nicht. Anders bin ich sicher, weil ich mit dem Gefühl lebe, schon einmal gestorben zu sein. Und es überlebt zu haben. Und großes Glück hatte, dass damals andere Menschen im Raum waren und mir sofort geholfen wurde. Der Krankenpfleger, der begonnen hat mich wiederzubeleben, hieß Samson. Den Namen der Krankenpflegerin weiß ich nicht.

Danke allen, die mir damals das Leben gerettet haben. Auch im Namen all jener, denen ich etwas bedeute.

Heribert Gruber

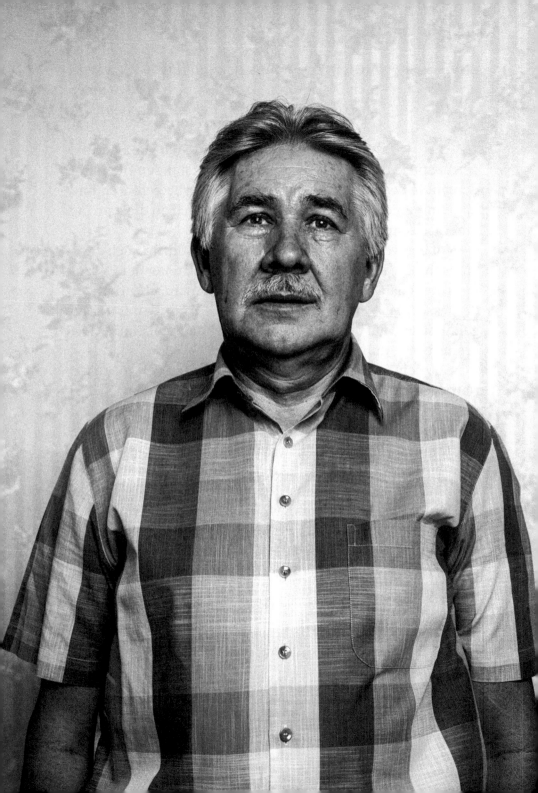

wiederbelebt An den Tag meines Herzinfarktes – ich war damals 50 Jahre alt – kann ich mich nicht mehr erinnern. So hat meine Frau die Geschehnisse nachrecherchiert:

An einem Samstag hatte ich ganz normal gefrühstückt und war am Weg ins Büro – es standen Überstunden an. Ich war noch bei der Apotheke vorbeigefahren und hatte mir einen „Nerven-Tee" gekauft, da ich an diesem Tag innerlich sehr nervös war.

Auf der weiteren Autofahrt in die Arbeit dürfte mich dann auf Höhe des Krankenhauses SMZ-Ost am Steuer der Herzinfarkt ereilt haben. Ich weiß es selbst nicht mehr, aber mir wurde gesagt, ich sei mit dem Auto über einen Grünstreifen gefahren und auf die Gegenfahrbahn gekommen. Eine Hecke bremste das Auto.

Gott sei Dank kam der Portier des nebenan gelegenen Geriatriezentrums Stadlau sofort, um Erste Hilfe zu leisten. Seine Wiederbelebungsversuche schlugen jedoch fehl. Zu meinem Glück war im SMZ-Ost ein entsprechend ausgerüstetes Rettungsauto zur Stelle. Ich wurde mehrmals reanimiert und landete mit Vorhofflimmern und einem schweren Hinterwandinfarkt im Allgemeinen Krankenhaus (AKH). Nach Stabilisierung meines Zustandes wurde ich in Tiefschlaf versetzt und dank der Ärzte im AKH wieder auf den Weg der Genesung geführt. Ich konnte meinen Beruf nach vier Monaten wieder aufnehmen. Seit meinem Herzinfarkt bin ich Nichtraucher.

Dr. Werner Gruber

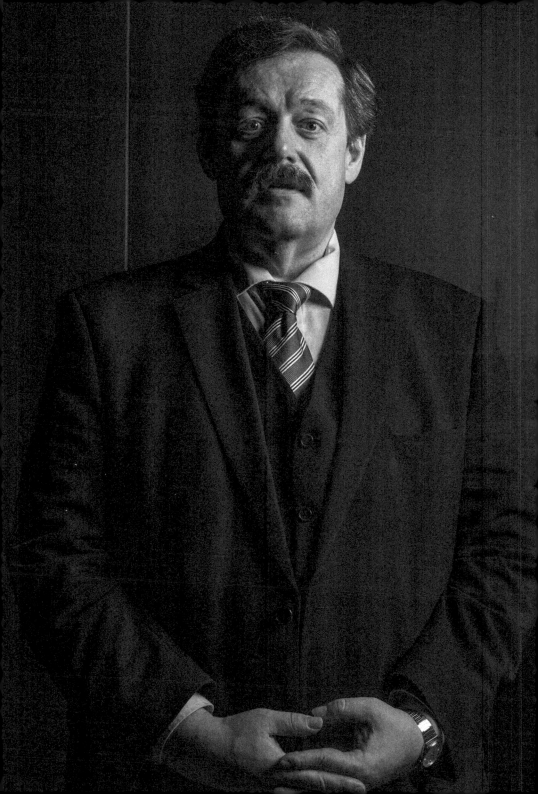

wiederbelebt Ich bin ein „sudden-death-survivor". Das klingt, das kann man sich nicht kaufen, genauso wie Mut, das kann schon was. Erzählen einem andere Menschen von ihren Problemen, der Scheidung, Problemen am Arbeitsplatz oder der Zubereitung des Frühstückeies, dann kann man dies alles relativieren: Tja, darüber habe ich auch schon nachgedacht, aber als ich dann 20 Minuten tot war... Der Spruch „Ich lebe dort, wo andere tot sind" hat auch was, aber „Lebendig bekommt mich der Tod nicht!" ist fast noch besser.

Natürlich gibt es verschiedene Formen mit der eigenen Vergänglichkeit umzugehen. Man kann depressiv werden, sich am Abend fragen, ob einen Gevatter Tod in der Nacht besuchen kommt, und in der Früh dankbar sein, doch aufzuwachen, man kann aber auch zu leben beginnen, oder genauso weiterleben wie bisher. Wählt man Letzteres, dann weiß man, dass man für sich nicht umsonst gelebt hat. Um eine lieb gewordene Freundin zu zitieren: „Mit Humor ist man am besten gegen den Tod geschützt".

Gerald Heitmann

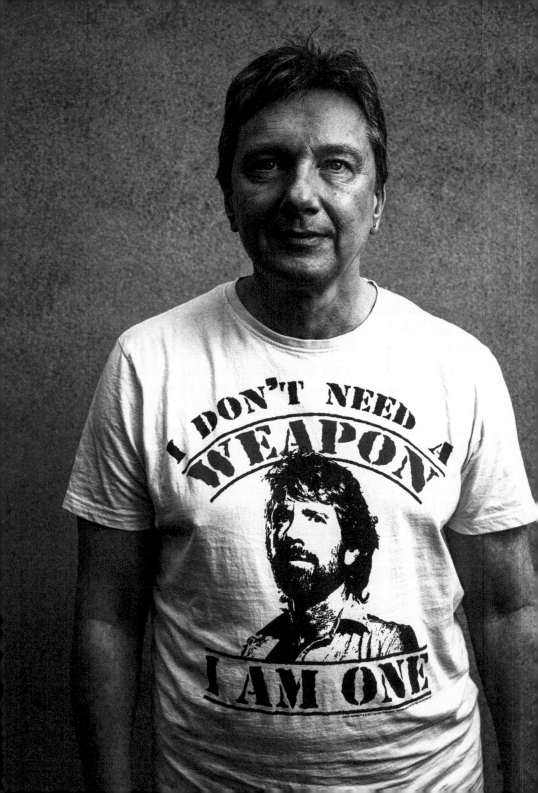

wiederbelebt So erinnert sich Gerald Heitmanns Frau an den plötzlichen Herztod ihres Mannes: Es war der 31. Dezember. Wir saßen bei unserem Freund Ronny und tranken Kaffee, als mein Mann mitten im Gespräch auf mich kippte. Zuerst dachten wir, er mache wieder einmal einen seiner Scherze. Als ich jedoch erkannte, wie ernst die Lage war, ohrfeigte ich ihn in der Hoffnung, er würde aufwachen. Gleichzeitig schrie ich unseren Freund an, er solle die Rettung rufen. Ich hatte große Mühe, meinen Mann festzuhalten, da er sonst unter den riesigen Tisch, an dem wir saßen, gerutscht wäre. Ich versuchte, seinen Puls zu messen, hielt ihn fest und half Ronny, den Tisch wegzuschieben. Außerdem kommunizierte ich währenddessen am Telefon mit der Rettungsleitstelle. Wir legten Gerry auf den Boden. Irgendwie geschah alles wie in Trance ...

Da ich keinen Puls fühlen konnte, sah ich kurz in den Mund meines Mannes und begann mit der Herzmassage. Kurze Zeit später trafen auch schon der Notarzt Dr. Johann Cserko und das Rettungsteam ein. Ich weiß danach nur noch, wie der Monitor eine Nulllinie anzeigte und ich dachte: „Nein, Hase, lass mich nicht allein." Doch nach einigen Schocks mit dem Defi hatte mein Mann wieder Puls. Daraufhin wurde er mit dem Hubschrauber ins Allgemeine Krankenhaus geflogen. Nach sechs Wochen in künstlichem Tiefschlaf öffnete er endlich die Augen und sagte „Hasi". Das war der schönste Moment meines Lebens.

Marlies
Hofer

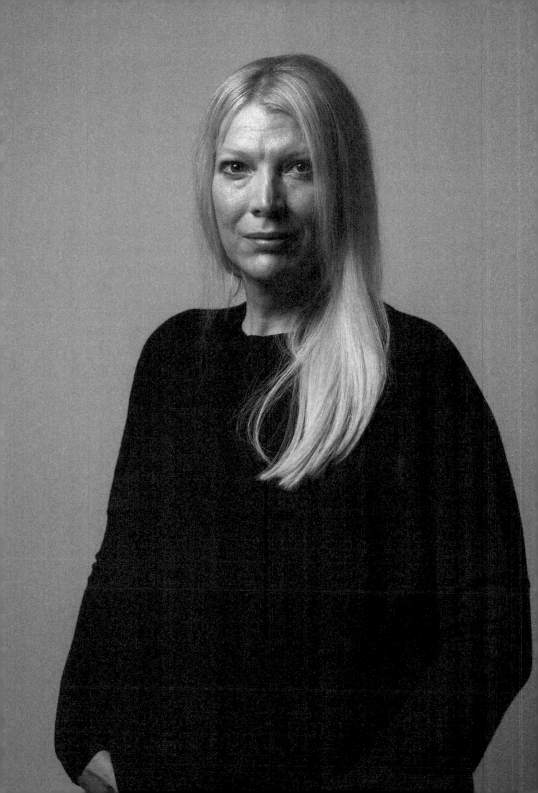

wiederbelebt   Der Tod ist nicht automatisch das Ende- wenn man so wie ich erfolgreich wiederbelebt wurde. Mit Anfang zwanzig erlitt ich als Folge einer allergischen Reaktion einen Herz-Kreislaufstillstand. Es war ein langsam fortschreitender Sterbeprozess der mir noch genügend Zeit bot über mein bisheriges Leben nachzudenken. War dies der oft zitierte Film des eigenen Lebens der Sterbenden vor Augen abläuft?

Habe ich an irgendeinem Punkt im Leben den falschen Weg eingeschlagen? Gibt es offen gebliebene Worte, unerfüllte Träume? Dinge die du immer auf später verschoben hast? Offene Konflikte die du längst hättest klären können und sollen? Dies sind für mich die entscheidenden Fragen die man sich stellt wenn man fühlt das es zu Ende geht. Fragen deren Antworten letztlich darüber entscheiden werden ob du friedlich einschlafen kannst. Ich war alleine, wissend das Hilfe unterwegs war. Und fühlte das diese zu spät eintreffen wird. Nach und nach verlor ich das Gefühl in Beinen und Händen. Ein Gefühl von Wärme machte sich in meinem Körper breit. Ich begann meinen Herzschlag zu zählen. Ein Countdown gegen Null.

Das nächste an das ich mich bewusst erinnere war eine Flut von Gefühlen die gleichzeitig auf mich einströmten. Gefühle von innerem Frieden, Glück und Geborgenheit. Ein helles wärmendes Licht das vor mir lag, hinter mir Finsternis und leise Stimmen die meinen Namen zu rufen schienen. Ich versuchte weiterzugehen und die immer lauter werdenden Stimmen zu ignorieren. Je lauter die Stimmen wurden desto weiter entfernte ich mich gegen meinen Willen von dem Licht.

Als ich meine Augen öffnete befand ich mich in der Notaufnahme und sah in die Gesichter derer die mich gerufen hatten.

Auch wenn ich mich damals fragte warum sie mich zurückgeholt hatten so bin ich heute dennoch dankbar für die weitere Zeit die mir geschenkt wurde. Zeit die ich dank dieses Weckrufes nicht ungenutzt verstreichen

lasse. Ich trage seither mein Herz auf der Zunge solange ich eine Stimme habe. Realistische Wünsche
und Träume versuche ich mir und meinen Liebsten
zeitnah zu erfüllen – da es keine Garantie für ein Später gibt.
Ich habe gelernt niemals im Streit auseinander zu gehen da
man sich im Falle eines plötzlichen Todes immer an die letzten
Worte erinnern wird – seien es die eigenen, die man nicht mehr
zurücknehmen kann, oder die deines Gegenübers, die sich ein
Leben lang in dein Gedächtnis einprägen. Ohne Chance auf
ein klärendes Gespräch.

Und so stelle ich mir seither jeden Abend die Frage ob ich
mit reinem Gewissen einschlafen kann. Und wenn ich munter
werde beginnt ein neuer Tag an dem ich lebe, als wäre es der
Letzte. In der Gewissheit dass ich eines Tages an diesen fried-
vollen Ort zurückkehren werde.

Renate U. Kitzman

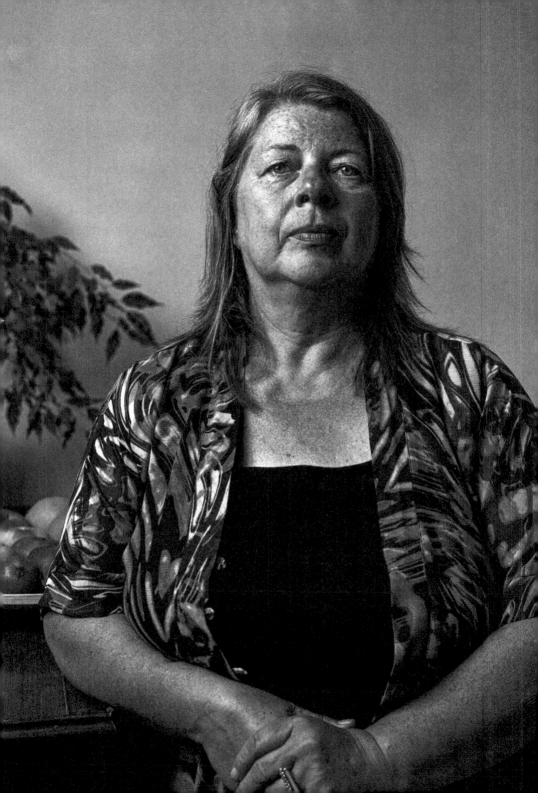

wiederbelebt Nomen est omen: Bei meiner Geburt erhielt ich den Namen Renate, also „die Wiedergeborene". Nach meinen wilden Zwanzigern gründete ich eine Familie und wanderte für einige Jahre nach Amerika aus. Wieder zurück im schönen Wien, nach dem Scheitern meiner Ehe, begann ich gleichzeitig mit dem Schulbeginn meiner Tochter Dana eine Ausbildung zur Diplomsozialarbeiterin. Ich stürzte mich ins Berufsleben und machte Karriere: Leiterin einer Einrichtung in der Wohnungslosenhilfe, Studentin des Masters für Sozialmanagement und Obfrau eines österreichweit tätigen Vereins – das waren die Herausforderungen, denen ich mich gleichzeitig stellte. Mein Körper (mittlerweile bereits über 50 Jahre alt) spielte allerdings nicht mit. „Lungenembolie, Herzstillstand, 50 Minuten Reanimation, fünf Tage Koma, akutes Nierenversagen" – so steht es in meinem Entlassungsbericht. 30 Tagen Aufenthalt im AKH folgten vier Wochen Rehabilitation und drei Monate Krankenstand. Heute lebe ich intensiver und wohl auch egoistischer. Der Tod hat für mich seinen Schrecken verloren, dieses Gefühl ist wie eingeschlafen. Am 30. Dezember feiere ich meinen „zweiten Geburtstag" – heuer werde ich fünf Jahre alt.

Gottfried Koch

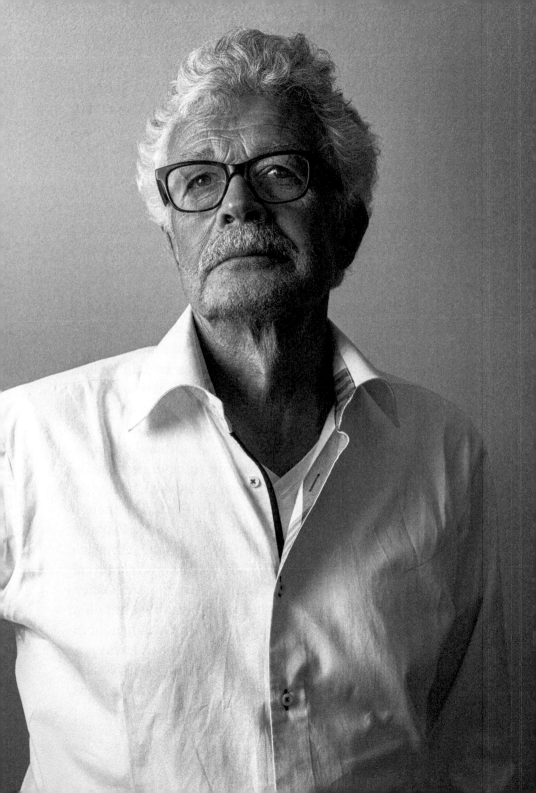

wiederbelebt   Wien, Innere Stadt, an einem Montag, ca. 9:15 Uhr: „Dieses Jahr hake ich ihn ab." Dessen war ich mir ganz sicher! Wie so oft in den letzten Wochen und Monaten war ich zum Training unterwegs. Den Engadiner Ski-Marathon wollte ich knacken. Seit 1977 war dies eines meiner großen sportlichen Ziele. Während meiner Zeit als Doktorand an der Uni St. Gallen hatte ich Freunde, welche jährlich an diesem ganz speziellen Schweizer Ereignis teilnahmen. Ich wollte dort auch teilnehmen. Doch es dauerte 28 Jahre, um einen erneuten ernsthaften Anlauf zu nehmen. Immer kam etwas dazwischen. Dieses Mal wird es!

Der erste Teil des Trainings begann mit Kraft- und Dehnübungen. Marina, eine russische Ballerina, leitete mich dabei an. Am Ende, während einer Dehnübung, nahm sie nach dem Rechten auch meinen linken Arm, um etwas zu dehnen und danach zu lockern. „Komisch, dass das bei Ihnen so schwer geht. Normalerweise haben das nur Menschen, welche etwas am Herzen haben." „Tja, dort ist bei mir alles okay." Nach diesen Übungen ging es noch etwas auf das Laufband. Meinem Nachbar-Läufer sagte ich noch: „Na, mir tut aber heute mein linker Arm ziemlich weh und so ziehen tut es auch." Filmriss!

Wien, AKH, Notfallstation, ca. 15:00 Uhr: „Herzlichen Glückwunsch zu Ihrer Wiedergeburt. Sie können in Zukunft zwei Mal Geburtstag feiern." „Danke" sage ich. „Aber ich möchte wieder dorthin zurück, wo ich war." Mir war sofort alles klar und bewusst, was da abgelaufen sein musste. Gleichwohl konnte ich die Aufregung um mich herum nicht teilen. Mir ging es gut, eigentlich sehr gut. Und im Grunde genommen wollte ich jetzt wieder gehen. Vielleicht noch etwas ausruhen. Aber das war es dann auch. Hier wollte ich nicht bleiben.

Wo war ich gewesen? Ich war in einer Oase des Friedens, der Geborgenheit gewesen. Ich hatte die Ruhe der Seele erfahren. Es ist nicht möglich, dieses Gefühl zu beschreiben. Das so Erfahrene entzieht sich unserer

Ratio. Im Bewusstsein des Herzens trägt es derjenige
mit sich, welcher an einem derartigen Ort war. Ganz
so wie Mystiker das Glück einer inneren Gotteserfahrung haben durften. Der Sprachphilosoph Wittgenstein hat
einmal gesagt: „Die Grenzen meiner Sprache bedeuten die
Grenzen meiner Welt". Dieser damals betretene Ort muss außerhalb unserer Alltagswelt gewesen sein. Er ist daher auch
mit unserer Alltagssprache nicht zu beschreiben. Aber er war
und ist!

Wien, AKH, Kardiologie, 18:00 Uhr, Besuch von Marina:
„Puh, Gott sei Dank! Gottfried, was machen Sie? Ich bin fix und
fertig!" Und dann schluchzte sie, so dass sie kaum zu verstehen
war: „Ein Glück, dass Robert da war." „Wer ist Robert?" „Auch
Fitness-Trainer und studierter Tierarzt. Er hat sofort gerufen:
„Defi" und ich bin um Ihr Leben gerannt. Robert hat Massage
gemacht und dann, als ich mit dem Teil da war, den Defi benutzt. Ich bin für Sie die Hundert Meter in 10.0s gelaufen. Die
Zeit, bis der Notarzt da war, kam mir wie eine Ewigkeit vor. Die
mussten Sie nochmals mit dem Defi wiederbeleben. Lange haben die dann mit dem Rettungswagen vor dem Club gestanden,
bis Sie transportfähig waren. Dort drinnen im Rettungswagen
wurden Sie nochmals reanimiert."

Sieben Jahre später: Am „Engadiner" habe ich damals
nicht teilgenommen. Aber danach habe ich ihn sechs Mal absolviert. Bei vielen anderen Wettbewerben war ich ebenfalls
mit von der Partie und viel Unglaubliches habe ich noch erleben dürfen. In der Oase, in welcher meine Seele Ruhe fand,
war ich hingegen nie wieder. Ich freue mich auf sie. Aber diese
Oase läuft mir nicht davon. Dort rechnet man in ewigen Dimensionen. Es hat also noch Zeit. Es gibt vorher noch Vieles
abzuhaken!

Franz Kornell

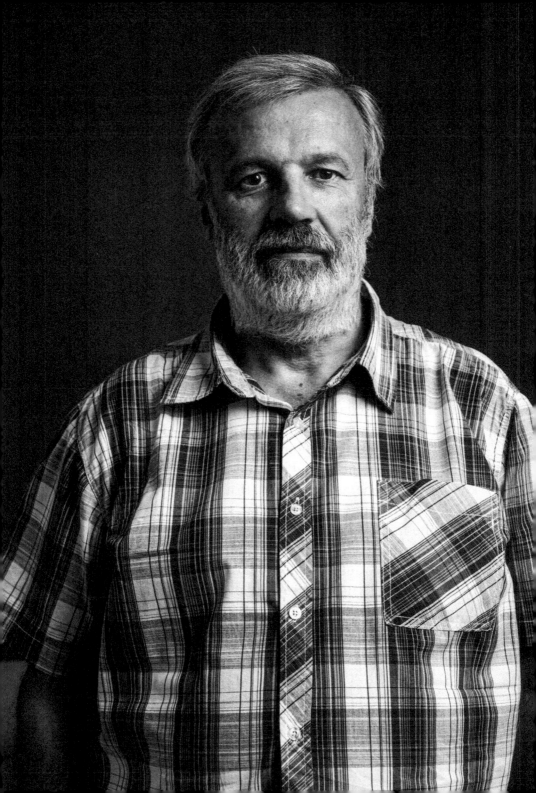

wiederbelebt Es ist der 28. Juli. Es ist heiß, über 25 Grad schon in der Früh. Knapp nach neun Uhr quäle ich mich aus dem Bett. Meine Irgendwie fühle ich mich sehr matt und mir ist schlecht. Den ganzen Vormittag habe ich ein komisches Gefühl im Körper, ohne Schmerzen in einem bestimmten Körperteil. Es wird Mittag, mein Zustand bleibt unverändert, ich verweigere das Mittagessen und versuche, auf der Couch etwas zu schlafen, während in den Nachrichten an die 30 Grad vermeldet werden.

Gegen ein Uhr Mittag klopft Nachbars Sohn an die Türe und fragt, ob ich Fußball spielen kommen will. Ich lasse mich überreden und gehe lustlos in den Hof. Genauso lustlos ist auch mein Spiel. Es ist einfach zu heiß.

Auch nach dem Duschen wird es nicht besser. Ich steige aus der Dusche, trockne mich ab und fange im selben Moment wieder an zu schwitzen. Plötzlich ist mir furchtbar schlecht und ich renne auf das WC und übergebe mich heftig. Nun ist mir nicht mehr komisch und auch nicht mehr schlecht. Ich fühle mich sehr gut. Ungefähr fünf Minuten lang. Der Schweiß steigt mir wieder hoch und statt des komischen Gefühls bekomme ich Schmerzen im ganzen Brustbereich. Ich lege mich auf den Rücken und die Schmerzen vergehen. Aber nur kurz. Ich drehe mich auf die Seite und die Schmerzen vergehen. Aber nur kurz. Ich lege mich auf den Rücken, ich setze mich auf, ich lege mich auf die andere Seite. Immer das gleiche Spiel. Nach jedem Stellungswechsel sind die Schmerzen kurzfristig weg, um danach wieder heftig zurückzukommen.

Nun konzentriert sich der Schmerz plötzlich über dem Brustbein. Sind das nicht Symptome eines Herzinfarktes? Meine Frau eilt ins Vorzimmer, holt das Handy, ruft den Ärztenotdienst über 141, schildert meine Symptome und meint dann, dass gleich ein Notarzt kommen wird. Jetzt heißt es warten. Einige Gedanken schwirren durch meinen Kopf: Ist das wirklich ein Herzinfarkt? Sowas kann ja **40**

tödlich enden. Muss ich jetzt vielleicht sterben? Ich
bin ja erst 47. Ich habe zwar keine Angst vor dem Sterben, aber jetzt will ich noch nicht. Vorsichtig blicke
ich mich geistig ein wenig um, ob ich nicht irgendwo einen
schwarzen Tunnel oder ein weißes Licht sehe. Negativ. Gut so!
Ich beschließe, nicht zu sterben und auch keinen Gedanken
mehr daran zu verschwenden.

Ich höre ein Poltern im Stiegenhaus und die Stimme meiner Tochter. Sie ist mit dem Notarzt und dem dazugehörigen
Sanitäter zurück. Es ist 15:07. Eine rekordverdächtige Zeit zwischen Anruf und Ankunft. Der Notarzt schließt mich an ein
mobiles EKG-Gerät an, blickt kurz darauf und diagnostiziert:
Herzinfarkt. Also doch. Soll ich nochmals über das Sterben
nachdenken? Sicher nicht. Ich habe andere Sorgen. Meine
Frau Edith sitzt neben mir auf dem Bett und sieht fürchterlich
aus. Die Augen feucht und rot, das Gesicht aschfahl. Ich weise
den Arzt auf den gar nicht guten Zustand meiner Frau hin. Der
meint, dass ich jetzt Priorität habe und er sich anschließend
um meine Frau kümmert. Nur kurze Zeit später stehen auch
schon die Männer vom Roten Kreuz inklusive einer Trage im
Schlafzimmer. Der Arzt fragt meine Frau, ob sie medizinische
Unterlagen über mich hat. Da diese im Wohnzimmer sind,
geht Edith kurz hinaus. Als sie zurückkommen will, darf sie
nicht mehr ins Zimmer ...

Was ist passiert? Ich kenne mich überhaupt nicht mehr aus.
Warum liege ich jetzt neben dem Kasten am Teppichboden
des Schlafzimmers? Ein Sanitäter fragt nach meinem Namen.
Ich nenne ihn, dazu gleich die Adresse und meine Telefon-
nummer, damit er nicht nochmal nachfragen muss. Er sagt:
„Wissen Sie, was jetzt mit Ihnen passiert ist? Sie hatten einen
Herzstillstand und wir haben Sie einmal defibrilliert'. Also
doch fast gestorben. Ich kann mich an nichts erinnern. Kein
Tunnel, kein Licht, kein Lebensfilm, der vor meinem geistigen
Auge abgelaufen ist. Aber warum sollte das auch passieren. Ich
hatte ja vorhin beschlossen, nicht zu sterben. Der Krankenwa-

gen bringt mich in rasender Fahrt ins AKH, wo ich
schon erwartet und gleich operiert werde.

Nach elf Tagen darf ich nach Hause, wo ich eine
Woche auf einen dreiwöchigen Reha-Platz warten muss. 14
Monate später laufe ich meinen ersten Halbmarathon, 22 Mo-
nate danach meinen ersten Marathon.

Margarete
Lakmayer

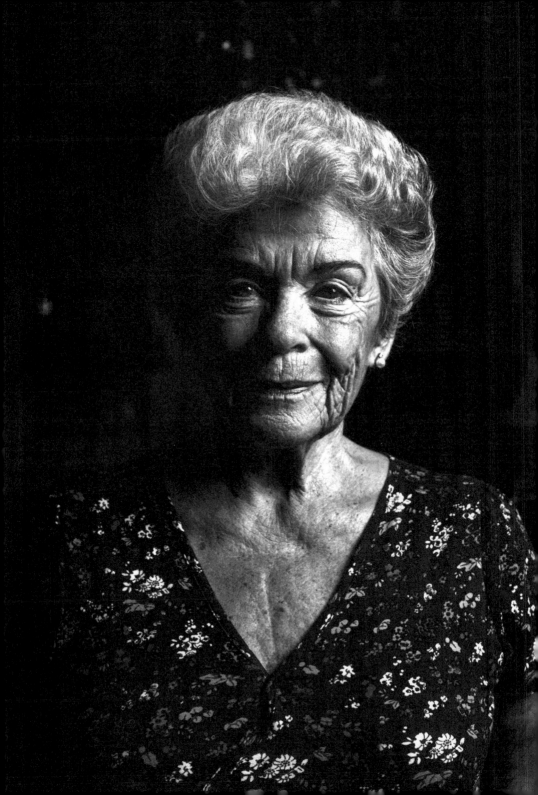

wiederbelebt Am 8. Mai gegen 11:30 vormittags wurde ich von meinem Ehemann in leblosem Zustand auf dem Küchenboden liegend vorgefunden. Als neun Minuten später der Notarzt eintraf, konnte mein Mann keine genauen Angaben machen, wie lange ich dort schon gelegen hatte. Der Hartnäckigkeit des Notarztes Dr. Posch vom Krankenhaus Mödling ist es zu verdanken, dass meine Herztätigkeit wieder einsetzte.

Zwölf Tage lang lag ich in künstlichem Tiefschlaf. Die Ärzte konnten eine Hirnschädigung nicht ausschließen. Am 13. Tag wurde ich extubiert. Mühsam aber doch konnte ich ohne Hilfe eines Beatmungsgerätes selbstständig atmen. Es folgte ein dreiwöchiger Aufenthalt in einem anderen Krankenhaus, danach fünf Wochen Rehabilitation, nur unterbrochen von sieben Tagen im Krankenhaus zur Durchführung der dringend notwendigen Herzoperation.

Nach der Aufwachphase im AKH litt ich an einem sogenannten „Durchgangssyndrom" mit Fantasien und Gedächtnislücken. Dieser Zustand hielt etwa sieben bis zehn Tage an. An den Vorfall selbst kann ich mich nicht erinnern, mein Wissen darüber verdanke ich ausschließlich den Schilderungen meines Mannes. Außer körperlicher Beeinträchtigung durch Kurzatmigkeit und bisweilen ziehender Schmerzen am operierten Brustbein fühle ich mich aber geistig vollkommen wiederhergestellt.

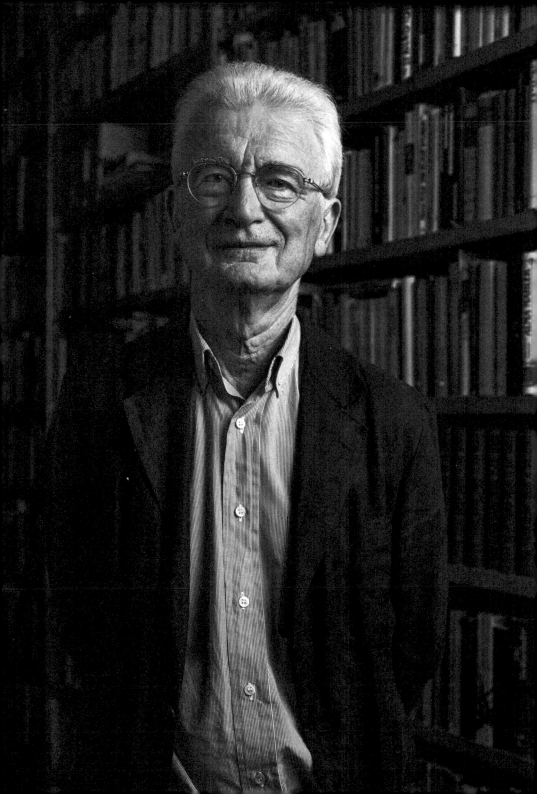

wiederbelebt Ich habe keine eigene Erinnerung an meinen Herzstillstand, der sich vor vielen Jahren während eines Squashspiels ereignete. Ich wurde von einem couragierten Studenten wiederbelebt, der zufällig im Club war. Danach wurde ich mit einem Hubschrauber ins Wiener Allgemeine Krankenhaus gebracht. Fünf Tage später erwachte ich aus dem künstlichen Tiefschlaf. Ich war völlig desorientiert. Als ich schließlich begriffen hatte, was eigentlich passiert war, begann ich mich zu vergewissern, dass mir besonders wichtige Funktionen, wie meine Sprech- und Lesefähigkeiten, nicht beeinträchtigt waren.

Die Ärzte konnten bestätigen, dass der Herzstillstand keine neurologischen Schäden hinterlassen hatte. Um mich vor ähnlichen Ereignissen in Zukunft zu schützen, implantierte man mir einen Defibrillator. Mein prägendstes Erlebnis während meines Spitalsaufenthaltes war das vom Stellvertretenden Leiter der Notaufnahme Prof. Sterz angeregte Treffen mit meinem Lebensretter.

Bis zum heutigen Tag habe ich Thomas Lorenz 18 Jahre meines Lebens zu verdanken.

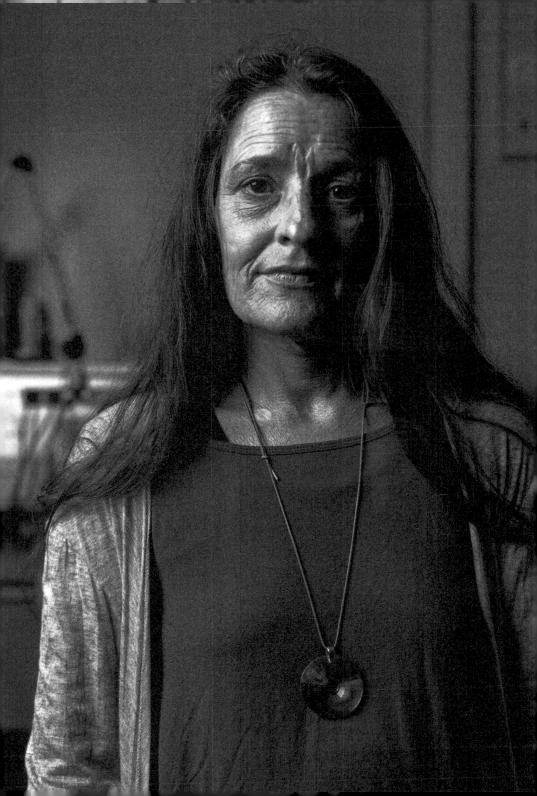

wiederbelebt Es war am 19. März, einem Sonntag, als mein Leben eine drastische Wendung nehmen sollte. Ich lag schon ein paar Tage mit meinem Mann im Bett, uns plagte eine heftige Grippe. Außerdem schmerzten mich schon seit einiger Zeit meine Brust und meine linke Hand. Ich dachte, dass das Verspannungen vom vielen Liegen seien. Ich war erschöpft und mir war speiübel. Wir überlegten, in ein Krankenhaus zu fahren, aber ich erklärte meinem Mann, dass es nicht so schlimm wäre.

Es war circa fünf Uhr nachmittags, als es passierte – von einer Sekunde auf die Andere. Ich dachte noch: „Jetzt kotz' ich mich endgültig an ..." Es folgte ein Schweißausbruch und ein stechender Schmerz in der Brust, so als würde jemand mit einem Messer in mein Herz bohren. Meine Zunge schwoll zu einem dicken, pelzigen, schwammartigen Etwas an. Ich setzte mich auf, röchelte und schnappte wie ein Fisch am Trockenen nach Luft. Mein Mann kam sofort, um nach mir zu sehen. Er sah ein letztes Aufbäumen, hörte ein Krächzen, und dann fiel ich um – und war tot!

Von diesem Moment an hatte ich sehr viel Glück und einige Schutzengel an meiner Seite. Mein Mann war sofort zur Stelle. Er legte mich auf die Wohnzimmerbank und kontrollierte meinen Puls. Doch er konnte ihn nicht fühlen. Kein Atemgeräusch war zu vernehmen, mein bewusstloser Zustand und meine blasse Gesichtsfarbe ließen ihn Schlimmes erahnen. Er begann mit den ersten Wiederbelebungsversuchen – vergeblich. Dann rief er die Rettung an und teilte am Telefon mit, dass ich scheinbar einen Herzanfall gehabt hätte und sie sich beeilen mögen. Im Anschluss brachte er rasch meinen Hund zu meiner Nachbarin. Er war wie gelähmt, als sie ihm die Tür öffnete. Geschockt stotterte er: „Die Karina ist weg ..." Sie verstand nicht: „Ja, und? Wo ist sie denn hingegangen?" „Ich glaube, sie ist tot."

Meine Nachbarin ist eine sehr liebenswerte Person und immer da, wenn man sie braucht. Sie stürm- **54**

te mit meinem Mann zurück zu mir, legte sich mit
ihrem ganzen gewaltigen Umfang auf mich und blies
Luft in meine Lungen, so stark sie nur konnte. Es
schien eine Ewigkeit zu vergehen, bevor Hilfe kam. Endlich
traf das Rettungsteam mit Defibrillator ein. Sie gaben ihr Bes-
tes. Zwischendurch ein kurzes Kammerflimmern, dann wieder die Nulllinie. Mein Zustand änderte sich nicht. Auch das
Einsatzteam der Rettung war sich einig, dass da wohl nichts
mehr zu machen wäre.

Aber mein Mann gab nicht auf. Er konnte gar nicht anders.
Mit flehendem Gesichtsausdruck blickte er einen der Notärzte
an. Es war eine schlimme Sache, nicht zuletzt des Alters we-
gen. Ich war erst 33 Jahre alt. Also versuchte mein „Rettungs-
Engel" weiter sein Glück. Und tatsächlich – er schaffte es und
holte mich wieder zurück. Während dieser ganzen Zeit hatte
ich einen sehr eigenartigen Traum – real, mit bitterem Beige-
schmack – der mir ewig lang erschien.

Es folgten 24 Tage im Wachkoma im Wiener AKH und drei
Rehabilitationsaufenthalte. Heute bin ich seit einem Jahr Mama. Ich denke, Gott muss wohl auch seine Hände im Spiel gehabt haben.

Matthias

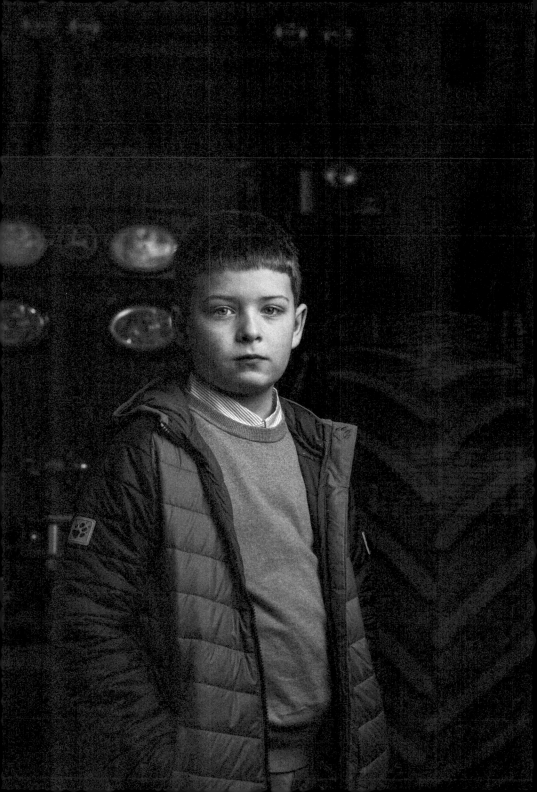

wiederbelebt Mein Name ist Matthias und ich bin acht Jahre alt. Ich lebe mit meinen Eltern und meiner kleinen Schwester auf einem Bauernhof mit Schweinezucht. Was wir auf unseren Feldern anbauen, wird unseren Schweinen verfüttert. Im Herbst dreschen wir den feuchten Mais und der wird anschließend bei uns am Hof zerkleinert und in Hochsilos gelagert. Diesen Vorgang nennt man „musen". Das ist für mich die schönste Zeit im ganzen Jahr. Seit Jahren bin ich immer dabei.

Als ich sieben Jahre alt war, geschah leider ein Unglück. Ich habe am Maisanhänger gespielt und wurde vom heruntergerutschten Mais verschüttet. Mein Onkel Erich hat mich sofort ausgegraben und meine Mama hat den Notruf angerufen. Leider hatte ich in meinen Atemwegen acht Maiskörner stecken.

Bevor ich mit dem gelben Notarzthubschrauber ins Krankenhaus SMZ-Ost geflogen wurde, musste ich zweimal vom Notarztteam reanimiert werden. Nach der Operation wurde ich zehn Tage in Tiefschlaf versetzt. Als ich wieder aufgewacht bin, durfte meine Mama zu mir ins Spital. Zuerst auf die Kinderintensivstation, danach auf die Kindernormalstation.

Vier Wochen nach meinem Unfall sind Mama und ich fünf Wochen auf Rehabilitation ins Klinikum Favoriten gekommen. An den Wochenenden durfte ich nach Hause zu meinem Papa und meiner kleinen Schwester. Das war total schön, alle haben sich so gefreut!

Insgesamt war ich neun Wochen im Spital. Danach habe ich natürlich noch Therapien zu Hause machen müssen. Alle waren immer sehr nett zu mir und haben sich bemüht, mir zu helfen, damit ich viele Dinge wieder neu gelernt habe. DANKE, dass so viele Menschen um mich gekämpft haben und mir geholfen haben, dass ich jetzt wieder ganz gesund bin.

An diesem Tag hatte ich Dienst am Rettungshubschrauber Christophorus 2. Am frühen Nachmittag um 14:21 Uhr ist eine Alarmierung losgegangen. Und zwar haben wir auf dem Pager die Alarmierung bekommen „ „Ersticken durch Essen/abnorme Atmung". In Österreich bekommen wir zusätzlich zum Pager eine Meldung auf eine mobil APP. Und in der Zusatzinfo in dieser App ist gestanden: "7 jähriges Kind mit Atemnot, fragliche Aspiration. Und als Zusatzinfo, „kam unter den Kukuruz". Wir haben uns überhaupt nicht vorstellen können was passiert ist, wir konnten mit dieser Meldung sehr, sehr wenig anfangen.

Alarmiert waren ein Rettungswagen mit 2 Sanitäter, ein Notarztwagen mit Arzt uns Sanitäter und der Rettungshubschrauber mit Arzt und Sanitäter. Der Rettungswagen hatte eine Anfahrt von ca. 10 Minuten und fand vor Ort ein Kind am Boden sitzend, von den Eltern gestützt, vor. Das Kind war zyanotisch, nicht ansprechbar. Die Sanitäter haben das Heimlich Manöver angewandt, jedoch leider erfolglos. Der Notarztwagen hat ca. 7 Minuten länger führ die Anfahrt gebraucht.

Das Kind hatte einen Glascow Coma Scale von 6, war mit einer Atemfrequenz von 7 sehr bradypnoeisch, zyanotisch. Die erste Sauerstoffsättigung die wir messen konnten lag bei 40 %. Damit war klar, dass das Kind assistiert beatmet und folglich intubiert werden muß. Zeitgleich zur Beatmung wurde der Venenzugang gestochen. Danach traf der Rettungshubschrauber ein.

Bei der Anamnese mit den Eltern erfuhren wir, dass das Kind 7 Jahre alt ist, 30 kg wiegt und bis dato gesund war. Die Familie betreibt eine Landwirtschaft. Was war passiert? Beim Abladen von Maiskörnern von einem LKW Anhänger wurde das Kind vollständig von Maiskörnern verschüttet. Wir wußten nicht wie lange die Verschüttungszeit war, da man nicht sofort gemerkt hat, dass das Kind verschüttet ist. Erst Minuten später hat man mit der Suche begonnen.

Unsere Verdachtsdiagnose war eine Atemwegsverlegung durch Maiskörner mit einer massiven respiratorischen Insuffizienz. Wir hatten also ein Airway-Problem und ein Breathing-Problem. Das Kind hat noch geatmet. Unsere Idee war unter Sedoanalgesie, in diesem Fall haben wir das mit Dormicum und Ketanest gemacht, das Laryngoskop in die Hand zu nehmen und in den Mund zu schauen. Dabei habe ich keinen Fremdkörper gesehen. Es war Schleim, es war Staub, aber es war kein Fremdkörper. Ich konnte dabei sehr gut den Larynx einstellen. Dabei habe ich den Tubus 6.0 genommen und einfach hinein geschoben. Ich konnte das Kind problemlos intubieren. Leider habe ich nach 3 cm ein Widerstand gespürt. Ich konnte den Tubus nicht weiter vorschieben. Wir haben den Tubus gecufft. Beim Beatmungsversuch stellte ich einen massiv erhöhten Beatmungsdruck fest.

Die Beatmung der Lunge war ungefähr so als müsste man einen Fußball zusammendrücken. Deswegen haben wir versucht den Patienten maximal in Narkose zu versetzen und auch maximal zu relaxieren. Wir haben Medikamente gegeben die Bronchienerweiternd sind. Alles um die Beatmung zu optimieren. Die nächste Idee war den Tubus mit Gewalt vorzuschieben um diesen Fremdkörper in einen Bronchus zu mobilisieren. Das ist uns auch gelungen. Dann habe ich gedacht ziehe ich den Tubus zurück und die Sache ist erledigt. Was ist passiert? Gar nichts. Es hat sich nichts verändert. Das Kind war nach wie vor nicht zu beatmen. Wir haben zu diesem Zeitpunkt schon gewußt das wir das Kind mit so massiven Druck zwar oxygenieren können, aber dadurch kommt es zu einem massiven thorakalen Druck. Deswegen war es uns wichtig die Beatmung immer und zu jeder Zeit in unseren Händen zu haben um auf jede Veränderung rasch reagieren zu können.

Leider kam es durch die Zunahme des thorakalen Druckes zu einer Bradykardie mit einer Herzfrequenz von 20 pro Minute, und wir mußten mit der Kinderreanimation beginnen.

Nach einem Zyklus Reanimation mit Adrenalingabe konnten wir zum Glück wieder einen Carotispuls von 120 Schlägen pro Minute tasten. Unser Glück hat leider nicht so lange gedauert. Nach einigen Minuten haben wir erneut eine Bradykardie gehabt. Erneut Reanimation, diesmal 2 Zyklen. Danach war der Puls wieder tastbar.

Wir haben bei der Thoraxkompression auf die Diskonnektion des Tubus geachtet um Airtrapping zu vermeiden. Wir haben plötzlich beobachtet wie das Kind wie ein Luftballon aufging. Es bildete sich ein massives Hautemphysem im Thorax-, Hals- und Gesichtsbereich. Beidseits, links und rechts. Da haben wir uns recht schnell zu einer Thoraxentlastung entschieden. Das war für mich der schlimmste Moment in der Geschichte. Nicht von der technischen Seite, das war halb schlimm. Ich habe das Skalpell genommen, die Haut aufgeschnitten, mit dem Zeigefinger habe ich die Muskulatur präpariert, und mit dem kleinen Finger bin ich in den Thorax hineingerutscht. Von der anderen Seite habe ich die Klemme genommen. Wir haben zwei Kindertuben im Thorax platziert. Diese Inzissionsstellen haben wir natürlich offen gelassen. Das Problem für mich war die emotionale Seite. Das haben wir in Anwesenheit der Mutter gemacht.

Danach konnten wir das Kind zumindest oxygenieren.

Die Notrufleitstelle hat uns im Kindernotfallzentrum SMZ-Ost in Wien angemeldet. Die Flugzeit betrug 20 Minuten. Auf Grund der Vorinformation die wir an das Zentrum weitergeleitet haben, waren bei Eintreffen Kinderintensivmediziner, Kinderanästhesisten, Kinderchirurgen, Kinderradiologen und Kinderneurochirurgen vor Ort.

Nach der Landung bin ich direkt mit den Kollegen mit in den OP gegangen, wo der Chirurg mit dem starren Bronchoskop gewartet hat und insgesamt 8 Maiskörner bergen konnte. Danach hat sich der Patient rasch stabilisiert.

Zum weiteren Monitoring wurde von den Neurochirurgen eine Hirndrucksonde gelegt. Das Kind

wurde 5 Tage bei 33 Grad Celsius gekühlt, nach 10
Tagen konnte es extubiert werden. 4 Wochen nach
dem Unfall wurde er in ein Kinderrehabilitationszen-
trum verlegt. Nach weiteren 5 Wochen konnte er ohne neuro-
logische Defizite nach Hause entlassen werden. Genau aus
diesem Grund bin ich gerne Notarzt wenn man sieht das man-
che Einsätze doch so gut ausgehen.

Caroline Musilek

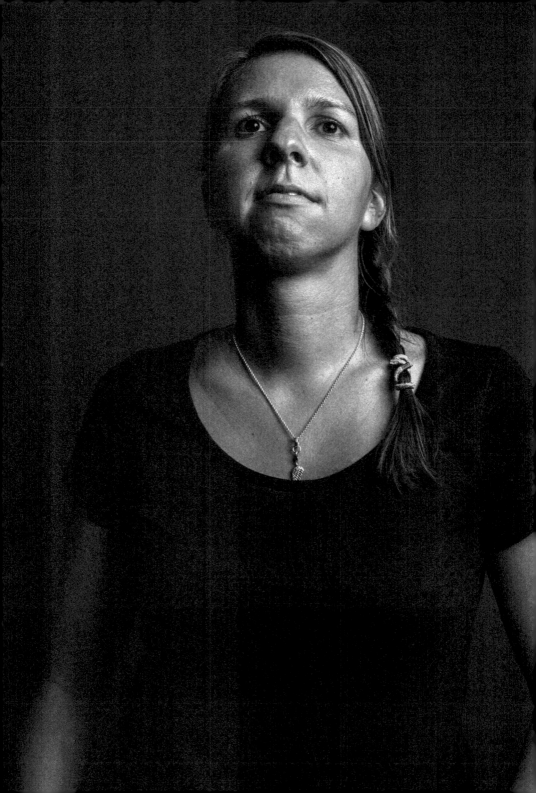

wiederbelebt   Mein Herzstillstand ereignete sich am 7. Juni, während des österreichischen Frauenlaufs im Prater. Ich war 24 Jahre alt und bis dahin völlig gesund. An diesen Tag kann ich mich nur bruchstückhaft erinnern, ab der Startlinie weiß ich selbst gar nichts mehr. Ich kann nicht sagen, wie es mir während des Laufs ging, allerdings bin ich kurz vor der Ziellinie bewusstlos zusammengebrochen. Die Sanitäter waren sofort zur Stelle. Meine Freundin war kurz hinter mir, hat mich auch noch gesehen und über mein Handy gleich meine Familie informiert. Ziemlich schnell hat sich abgezeichnet, dass ich nicht einfach nur „umgefallen" war, sondern die Lage weitaus kritischer war. Es wurde sofort mit der Reanimation gestartet.

Im AKH wurde ich in künstlichen Tiefschlaf versetzt. Drei bis vier Tage später wachte ich auf und wusste überhaupt nicht, was passiert war. Tatsächlich verstanden, was mir da eigentlich geschehen ist, habe ich überhaupt erst viel später. Exakt einen Monat nach dem Vorfall durfte ich wieder nach Hause, mit einem implantierten Defibrillator, der seitdem auf mich aufpasst.

Geboren bin ich 1984 in Wien, als Nachzüglerin und somit jüngste von drei Geschwistern. Im Moment arbeite ich auf das baldige Ende meines Jus-Studiums hin. Ab September werde ich glücklich verheiratet sein.

Andreas Obczovsky

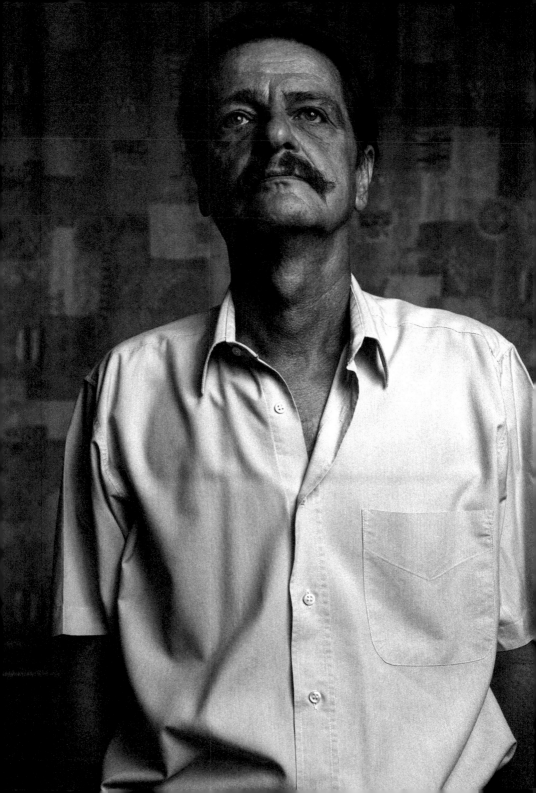

wiederbelebt   Ich war aufgrund langjähriger Probleme mit der Bauchspeicheldrüse für eine Biopsie vorgemerkt und bereits stationär im Krankenhaus aufgenommen. Am 28. November hatte ich Ausgang – der jedoch nicht lange dauerte: gegen sieben Uhr abends wurde ich mit der Rettung wieder eingeliefert, da ich über Schmerzen in der Brust klagte. Das EKG zeigte ST-Hebungen, also Infarktzeichen. In weiterer Folge kam es zu Kammerflimmern. Ich wurde reanimiert und defibrilliert.

Als sich mein Kreislaufstillstand ereignete, saß ich aufrecht im Bett, während der Stationsarzt und der Oberarzt dabei waren, mir einen Venenzugang zu legen. Dann bin ich einfach tot umgefallen. Das nächste, an das ich mich erinnere, ist ein Gespräch mit einem Arzt. Er fragte mich, ob ich wüsste, wo ich sei. „Im AKH, und davor war ich Bowling spielen." Weitere Gedanken und Gefühle kamen mir nicht in den Sinn.

Wiederbelebt
2. Leitlinien

Rettungskette

**Rasch erkennen
und um Hilfe rufen**
um den Kreislaufstillstand
zu verhindern

Frühe CPR
um Zeit zu gewinnen

Frühe Defibrillation
um das Herz zu starten

Postreanimationsphase
um die Lebensqualität
wiederherzustellen

Basismaßnahmen zur Wiederbelebung Erwachsener

keine Reaktion
und keine
normale Atmung

▼

Notruf 112

▼

30 Thorax-
kompressionen

▼

2 Beatmungen

▼

weiter CPR 30:2

▼

sobald ein
AED eintrifft:
einschalten und den
Anweisungen folgen

Lebensrettende Maßnahmen bei Kindern

Sicher? Rufen sie um Hilfe

Keine Reaktion?

ZWEITER HELFER
→ Rufen Sie den Notruf/
das Herzalarm-Team
(Lautsprecherfunktion)
→ Holen und verwenden Sie
einen AED (falls verfügbar)

▼

Atemweg öffnen

▼

Fehlende oder abnormale Atmung

→ Wenn Sie können, verwenden
Sie die Beutelmaske-Beatmung
mit Sauerstoff
(2 Helfer-Methode)
→ Wenn die Beatmung nicht
möglich ist, verwenden Sie
kontinuierliche Thorax-
kompressionen und beatmen
Sie sobald es möglich ist

▼

5 initiale Beatmungen

▼

Außer es sind eindeutige
Lebenszeichen erkennbar

▼

15 Thorax-kompressionen

EIN HELFER
→ Rufen Sie den Notruf/das
Herzalarm-Team (Lautsprecher-
funktion)
→ Holen und verwenden Sie
einen AED im Fall eines
beobachteten plötzlichen
Kollaps (falls verfügbar)

▼

2 Beatmungen

▼

weiter im Wechsel: 15 Thorax-kompressionen, 2 Beatmungen

Verschlucken/ Ersticken bei Kindern

Haben sie keine Angst davor, etwas Falsches zu tun! **Handeln Sie!**

Ermuntern sie
ihr Kind zu husten!

▼

Wenn ihr Kind nicht
(mehr) effektiv hustet

▼

Bei Bewusstsein?

▼

5 Schläge zwischen
die Schulterblätter

▼

Wenn kein Erfolg:

▼

Bei Säuglingen
5 Kompressionen
des Brustkorbes

Nur bei Kindern > 1 Jahr
Heimlich-
Handgriff

▼

wenn ihr Kind bewusstlos wird,
machen sie die Atemwege
frei und beginnen mit der
Wiederbelebung

Erste Hilfe bei Erstickungsgefahr

Was tun bei drohender Erstickung?

Schnelles Handeln ist bei drohender Erstickung entscheidend. Welche Maßnahmen zur Anwendung kommen, ist davon abhängig, ob der Betroffene noch sprechen, atmen und husten kann.

Erstickungsgefahr erkennen

- Atemnot
- Evtl. starker Hustenreiz
- Pfeifendes Atemgeräusch
- Blau-/Rotfärbung des Gesichtes
- Evtl. fehlende Atmung

Erste Hilfe Maßnahmen bei Ersticken

Fall 1: Der Betroffene kann sprechen, atmen und husten

- Fordern Sie den Betroffenen auf, kräftig zu husten.
- Bei ausbleibendem Erfolg: Notruf 112.
- Bis zum Eintreffen des Rettungsdienstes beruhigen, betreuen, trösten und beobachten.

Fall 2: Der Betroffene kann nicht sprechen, atmen und husten

- Dem nach vorne gebeugten Betroffenen bis zu fünf Mal zwischen die Schulterblätter schlagen, um den Fremdkörper zu entfernen.
- Nach jedem Schlag überprüfen, ob der Fremdkörper sich gelöst hat.
- Bei ausbleibendem Erfolg: Notruf 112.

Fall 3: Wenn der Betroffene zu ersticken droht

- Der Helfer stellt sich hinter den Betroffenen.
- Den nach vorne gebeugten Betroffenen mit beiden Armen von hinten um den Bauch fassen.
- Eine geballte Faust in den Oberbauchbereich unterhalb des Brustbeins (zwischen Nabel und

Brustbeinende) platzieren.

- Mit der anderen Hand Faust umfassen und
  bis zu fünf Mal kräftig nach hinten oben ziehen.
- Lässt sich die Atemwegsverlegung nicht beseitigen,
  müssen Rückenschläge und Oberbauchkompression
  im Wechsel solange durchgeführt werden, bis der
  Fremdkörper entfernt wurde oder der Rettungsdienst eintrifft.
- Bei eintretender Bewusstlosigkeit und fehlender normaler
  Atmung Herz-Lungen-Wiederbelebung beginnen.

Fall 4: Insektenstiche im Mund-Rachen-Raum

Insektenstiche im Mund- bzw. Rachenbereich entstehen
oft durch das versehentliche Verschlucken z. B. von
Wespen oder Bienen. Durch das Insektengift schwellen
die Schleimhäute oder auch die Zunge an; die Atemwege
verengen sich oder drohen vollständig zu verschließen.
Es besteht akute Erstickungsgefahr!

- Notruf 112.
- Den Betroffenen Speiseeis oder Eiswürfel lutschen lassen,
  wenn er schlucken kann.
- Kühlung des Halses mit kalten Umschlägen oder in Tuch
  eingeschlagenen Eisbeutel bzw. Kühlkompressen.
- Bis zum Eintreffen des Rettungsdienstes beruhigen,
  betreuen, trösten und beobachten.
- Bei eintretender Bewusstlosigket und fehlender normaler
  Atmung Herz-Lungen-Wiederbelebung beginnen.

Fall 5: Rettung von Ertrinkenden (auf Eigenschutz achten!)

- Notruf 112.
- Bei eintretender Bewusstlosigkeit und fehlender normaler
  Atmung Herz-Lungen-Wiederbelebung beginnen.

Basismaßnahmen
Step-By-Step

Sicherheit

→ Sorgen Sie für die Sicherheit von Helfern und Patienten

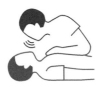

Reaktion
Überprüfen Sie die Ansprechbarkeit

→ Schütteln Sie die Person sanft an der Schultern und fragen Sie „Ist Alles in Ordnung?"

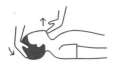

Atemweg
Öffnen der Atemwege

→ Erfolgt keine Reaktion, legen Sie die Person auf den Rücken
→ Ziehen Sie mit einer Hand auf der Stirn und mit den Fingerspitzen der anderen Hand an der Kinnspitze sanft den Kopf nackenwärts um die Atemwege zu öffnen

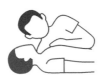

Atmung
Sehen, Hören, Fühlen

→ Kontrollieren Sie die Atmung durch Sehen, Hören und Fühlen nicht länger als 10 Sekunden
→ Während der ersten Minuten nach einem Kreislaufstillstand ist es möglich, dass ein Patient kaum atmet oder nur vereinzelte geräuschvolle Atemzüge macht – dies ist keine normale Atmung

Fehlende oder nicht normale Atmung
Alarmieren Sie den Rettungsdienst

→ Reagiert der Patient nicht oder atmet er nicht normal, alarmieren Sie den Rettungsdienst oder beauftragen Sie einen Helfer

→ Verlassen Sie den Patienten nur wenn
es keine andere Möglichkeit gibt
→ Aktivieren Sie die Lautsprecherfunktion
ihres Telefons, damit Sie während
der Wiederbelebung mit dem
Leitstellendisponenten sprechen und
seine Anweisungen folgen können

AED holen lassen
Lassen Sie einen AED holen

→ Schicken Sie jemanden los einen AED zu holen
→ Sind Sie allein, verlassen Sie den
Patienten nicht und beginnen Sie mit
der Wiederbelebung

Kreislauf
Beginnen Sie mit
Thoraxkompressionen

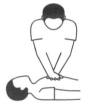

→ Knien Sie neben dem Patienten
→ Legen Sie den Ballen einer Hand auf die Mitte
der Brust (entspricht der unteren Hälfte des
Brustbeins [Sternum])
→ Legen Sie den Ballen der anderen Hand
auf die erste Hand und verschränken Sie
die Finger
→ Halten Sie die Arme gerade
→ Bringen Sie ihre Schultern senkrecht über
den Brustkorb und drücken Sie das Brustbein
mindestens 5 cm (jedoch nicht mehr als 6 cm)
nach unten
→ Entlasten Sie nach jeder Kompression
vollständig den Brustkorb, ohne den
Kontakt zwischen den Händen und dem
Brustkorb zu verlieren
→ Wiederholen Sie dies mit einer Frequenz
von 100–120 pro Minute

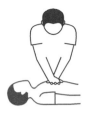

Kombinieren sie Thoraxkompressionen und Beatmung

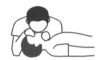

→ Falls Sie trainiert sind, machen Sie nach 30 Kompressionen die Atemwege durch Überstrecken des Halses und Anheben des Kinns wieder frei

→ Lassen Sie den Mund sich öffnen, aber heben Sie weiterhin das Kinn an

→ Atmen Sie normal ein und legen Sie ihre Lippen um den Mund des Patienten und achten Sie auf eine gute Abdichtung

→ Blasen Sie gleichmäßig in den Mund, während Sie beobachten, dass sich der Brustkorb wie bei einer normalen Atmung in rund 1 Sekunde hebt; das ist eine effektive Beatmung

→ Nehmen Sie Ihren Mund von dem des Patienten während Sie den Hals überstreckt und das Kinn angehoben halten, und beobachten Sie, wie der Brustkorb sich beim Entweichen der Luft senkt

→ Atmen Sie erneut normal ein und blasen Sie noch einmal in den Mund des Patienten, um insgesamt 2 effektive Beatmungen zu erzielen

→ Unterbrechen Sie für 2 Beatmungen die Kompressionen nicht für mehr als 10 Sekunden, auch wenn eine der Beatmungen ineffektiv erscheint

→ Legen Sie dann Ihre Hände erneut auf die richtige Stelle auf dem Brustbein und führen Sie weitere 30 Thoraxkompressionen durch

→ Fahren Sie mit Thoraxkompressionen und Beatmungen im Verhältnis 30:2 fort

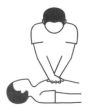

Nur Thoraxkompressionen

→ Falls Sie nicht trainiert sind oder nicht im Stande zu beatmen, führen Sie (nur) die Thoraxkompressionen fort
→ Kontinuierliche Thoraxkompressionen mit einer Frequenz von 100–120 pro Minute

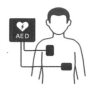

Wenn der AED verfügbar ist
Schalten Sie den AED ein und kleben Sie die Elektroden auf

→ Sobald ein AED verfügbar, ist schalten Sie ihn ein und kleben die selbstklebenden Elektroden auf die nackte Brust des Patient

Folgen sie den Sprach-/Bildschirmanweisungen

→ Folgen Sie den Sprachanweisungen des AED
→ Stellen Sie sicher, dass niemand den Patienten berührt wenn ein Schock empfohlen wird
→ Drücken Sie den Auslöseknopf, wenn Sie dazu aufgefordert werden
→ Starten Sie unverzüglich erneut mit der Wiederbelebung und folgen Sie weiter den Sprachanweisungen des Gerätes

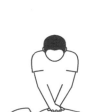

Wenn kein Schock empfohlen wird
Führen Sie die Wiederbelebung fort

→ Nehmen Sie unverzüglich die Wiederbelebung wieder auf und folgen Sie den Sprachanweisungen des Gerätes

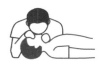

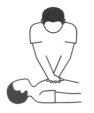

Ist kein AED verfügbar
Führen Sie die Wiederbelebung fort

→ Ist kein AED verfügbar oder Sie warten darauf, das dieser gebracht wird, so fahren Sie mit der Wiederbelebung fort
→ Unterbrechen Sie die Maßnahmen nicht bis:
  • Ein professioneller Helfer Sie anweist, aufzuhören oder
  • der Patient wirklich aufwacht, sich bewegt, die Augen öffnet und normal zu atmen beginnt oder
  • Sie erschöpft sind
→ Es ist selten, dass durch Wiederbelebung allein wieder ein Kreislauf erreicht wird. Wenn Sie nicht wirklich sicher sind, fahren Sie mit der Wiederbelebung fort bis der Patient Zeichen der Erholung zeigt:
  • Er wacht auf
  • Er öffnet die Augen
  • Er atmet normal

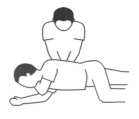

Wenn der Patient nicht reagiert aber normal atmet
Seitenlage wenn nicht ansprechbar aber normal atmend

→ Wenn Sie sicher sind, dass der Patient normal atmet aber nicht reagiert, drehen Sie ihn in die Seitenlage
→ Seien Sie bereit sofort wieder mit der Wiederbelebung zu beginnen, wenn sich der Zustand des Patienten verschlechtert (fehlende oder nicht normale Atmung)

Wiederbelebt
3. Anhang

Quellenangabe

Rettungskette,
Basismaßnahmen zur Wiederbelebung Erwachsener,
Lebensrettende Maßnahmen bei Kindern,
Step-By-Step:
Copyright: © German Resuscitation Council,
c/o Universitätsklinikum Ulm,
Sektion Notfallmedizin, 89070 Ulm, www.grc-org.de

Verschlucken/Ersticken bei Kindern
Copyright: © Universitätsklinikum Bonn

Erste Hilfe bei Erstickungsgefahr:
Copyright: © Deutsches Rotes Kreuz

Icon Set Step-By-Step

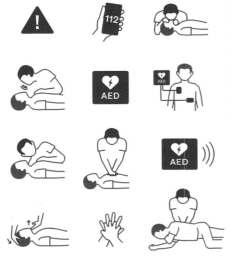

Das Icon Set kann unter
www.onwhite.studio/reanimation
heruntergeladen und im
Rahmen der Creative Commons
Attribution 4.0 International
License zu privaten und
kommerziellen Zwecken
genutzt werden.